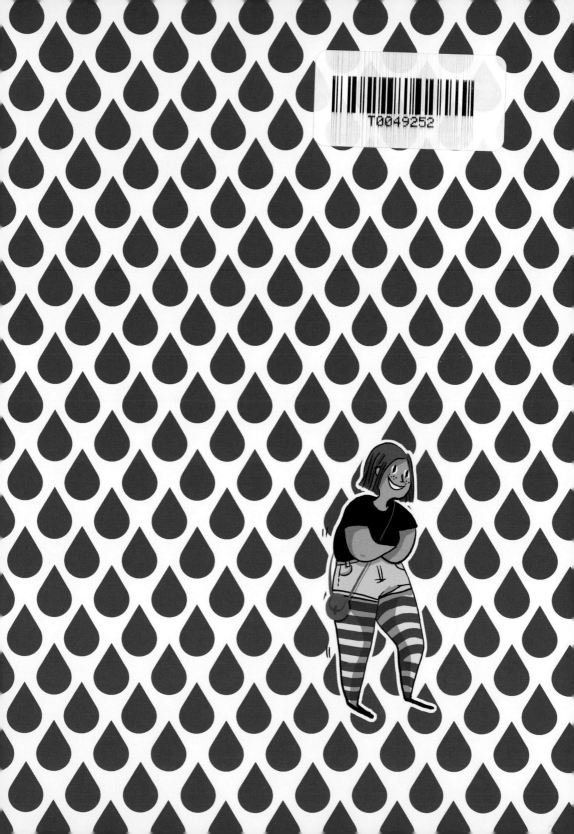

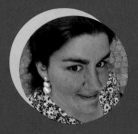

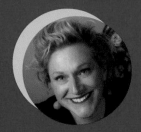

Anna Roy es comadrona, autora y columnista en *La Maison des Maternelles* (France 2), creadora del pódcast *Sage-meuf* (Europe 1). El tema de la menstruación forma parte de su práctica diaria. Este libro es el resultado de las preguntas de sus pacientes.

Mademoiselle Caroline es autora e ilustradora. Ha escrito varias tiras cómicas sobre la parentalidad. Está muy preocupada por este tema, que considera poco abordado, y se siente orgullosa de colaborar en este libro, que trata una cuestión social de primer orden.

Para mi querida hija,
y para todas las futuras Wonder Women de este planeta.
M. C.

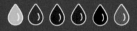

Foto Anna Roy © Anna Roy
Foto Mademoiselle Caroline © Raphaël Capodanno

Puede consultar nuestro catálogo en www.obstare.com

Los editores no han comprobado la eficacia ni el resultado de las recetas, productos, fórmulas técnicas, ejercicios o similares contenidos en este libro. Instan a los lectores a consultar al médico o especialista de la salud ante cualquier duda que surja. No asumen, por lo tanto, responsabilidad alguna en cuanto a su utilización ni realizan asesoramiento al respecto.

¡¡¡TODO SOBRE LA REGLA!!!
Anna Roy y *Mademoiselle Caroline*

Título original: *Tout sur les règles!*

1.ª edición: enero de 2023

Traducción: *Paca Tomás*
Maquetación: *El Taller del Llibre, S.L.*
Corrección: *Sara Moreno*

© Flammarion, 2021
(Reservados todos los derechos)
© 2023, Editorial OB STARE, S.L.U.
(Reservados los derechos para la presente edición)

Edita: OB STARE, S.L.U.
www.obstare.com | obstare@obstare.com

ISBN: 978-84-18956-16-4
Depósito Legal: TF-810-2022

Impreso EN INGRABAR
Passatge Arrahona, Nau 8-10
08210 Barberà del Vallès - Barcelona

Printed in Spain

Anna Roy Mademoiselle Caroline

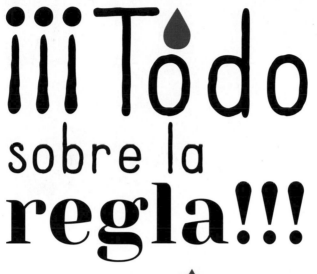

¡¡¡Todo sobre la regla!!!

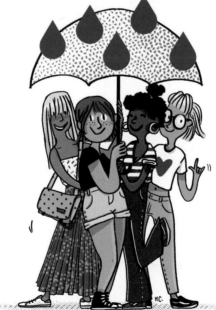

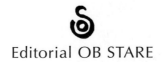

Editorial OB STARE

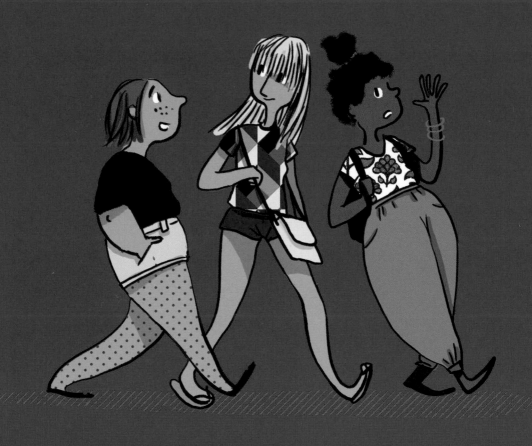

EDITORIAL

He tenido este libro en mi cabeza y en mi corazón durante mucho tiempo.

Lo escribí para la joven que fui y para la mujer en la que me he convertido, para la vecina que no sabe cómo hablar de este tema con su hija, para mi sobrina de 12 años y para la de 10, para la hija que sueño tener, para mis hijos, para mi primo pequeño que mira a las chicas con ojos inquisitivos, para mis pacientes, para mi colega con dos hijos que están entrando en la adolescencia, para todas y todos vosotros.

Para todo el mundo.

La regla es uno de mis temas cotidianos, es divertido y alegre a veces, y muy doloroso otras veces. ¡Exactamente como la vida! ¡Si este pequeño compañero de viaje puede ayudarte, será uno de mis mayores orgullos!

¡Feliz lectura a todas y a todos!

Anna Roy

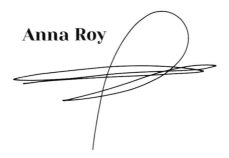

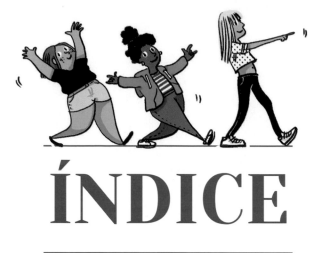

ÍNDICE

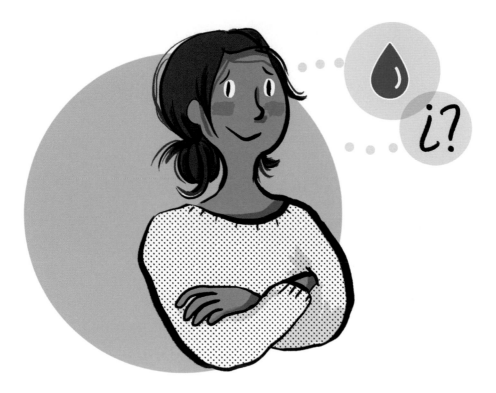

La regla, manual de instrucciones

La regla en la vida cotidiana

La regla y las protecciones higiénicas

La regla y otras cuestiones

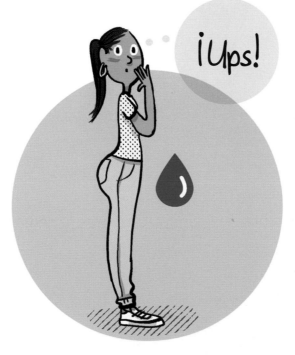

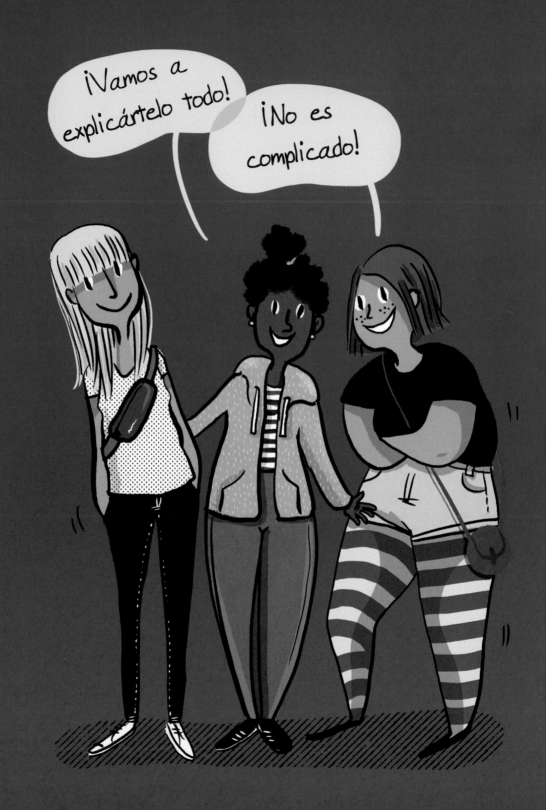

LA **REGLA,**
EL ABECÉ

«¿Qué es la regla?»

¿Qué quiere decir tener la regla?

Este libro está pensado para responder a todas las preguntas que se pueden hacer las chicas y las mujeres, pero también los chicos y los hombres, porque la regla es una cuestión social.

¡No es un tabú tener la regla! Deberíamos poder hablar de ello con facilidad entre amigos y amigas, en la familia, en la escuela sin sentir vergüenza.

Tener la regla significa que, aproximadamente una vez al mes, un poco de sangre fluirá de la vagina para indicar que el cuerpo femenino funciona bien. No te asustes, puede impresionar al principio, pero es una manifestación corporal natural con la que aprenderás a lidiar a lo largo de tu vida.

¡Vamos a ver todo esto con detalle en las páginas siguientes!

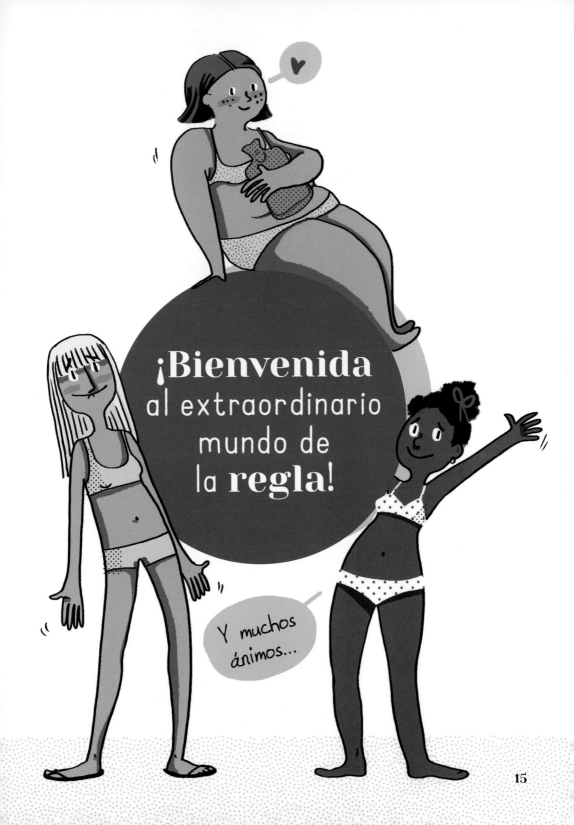

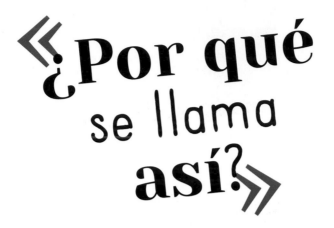

«¿Por qué se llama así?»

La palabra más común es «regla» y viene del latín *regula*, «la regla».

Los y las profesionales de la salud utilizan la palabra «menstruación», que viene del latín *mens*, «el mes».

Pero lo curioso es que todo el mundo parece tener miedo a pronunciar esta palabra (como las palabras que se refieren a la intimidad: ¡vulva, vagina, pene, etc.!)... Así que, para hacerse entender... ¡existe un rico léxico!

¡Un número infinito de expresiones se utiliza para referirse a la regla!

¡Los ingleses han desembarcado!

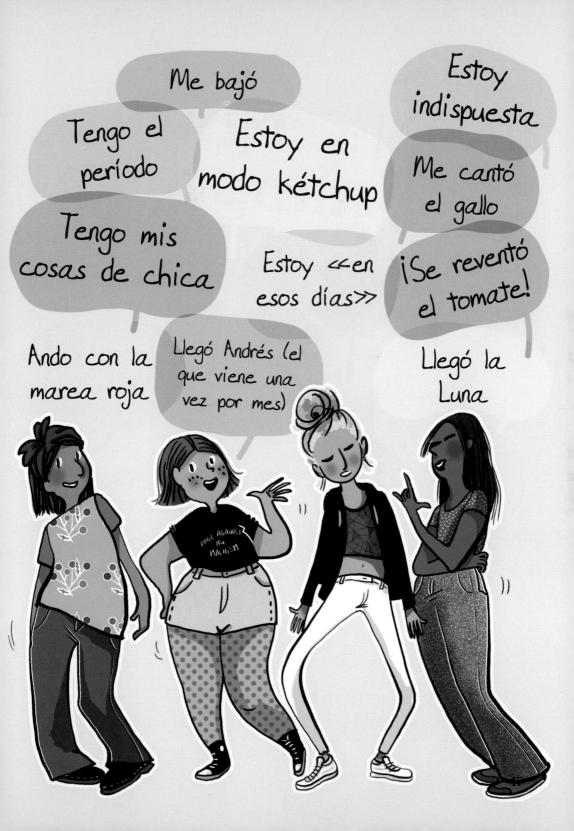

«¿La regla es sangre?»

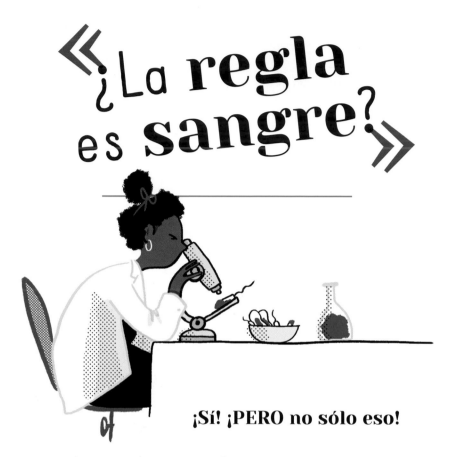

¡Sí! ¡PERO no sólo eso!

- **Sangre** (eso ya lo sabíamos).

- **Secreciones vaginales** formadas por la famosa microbiota vaginal compuesta de superbacterias que nos protegen... No digas ¡puaj!, son las que nos defienden de las bacterias malas, los virus, los hongos.

- **Secreciones cervicales** del cuello del útero, que es una especie de puerta entre la vagina y el útero.

- **El óvulo** no fecundado (no busques una pepita de uva, es más bien de 0,1 mm, que es pequeño, cierto, ¡pero no tanto!).

- **Las células madre** (sí, sólo eso, células que algún día podrán curar graves problemas de salud. Actualmente, se está investigando para poder utilizarlas con fines terapéuticos).

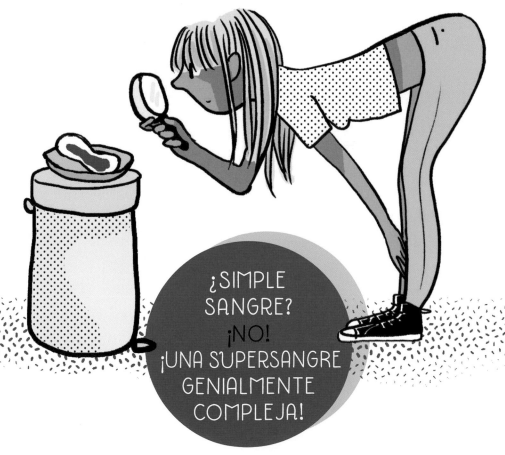

¿SIMPLE SANGRE? ¡NO! ¡UNA SUPERSANGRE GENIALMENTE COMPLEJA!

«¿La regla es «sucia»?»

No es sucia, sólo mancha. ¡No es lo mismo!

No me gusta que se califique así a la regla porque es lo que se oye siempre y es peyorativo.

Si puede ser la «cama/nido» del embrión (en caso de embarazo), entonces quiere decir que no es sucia. Decir que es sucia es tan absurdo como decir que la leche materna lo es. Como este «nido» se reconstruye para cada nuevo óvulo o posible futuro bebé (por tanto, para cada ciclo), es preciso evacuarlo. Pero esto no lo convierte en un producto de desecho. Si queremos hacer comparaciones, podemos decir que los excrementos son sucios o que los mocos son sucios porque son una acumulación de desechos producidos por el cuerpo. ¡La regla, la leche materna y el esperma no son desechos!

Sin embargo, ¡es innegable que mancha y por eso usamos protecciones higiénicas!

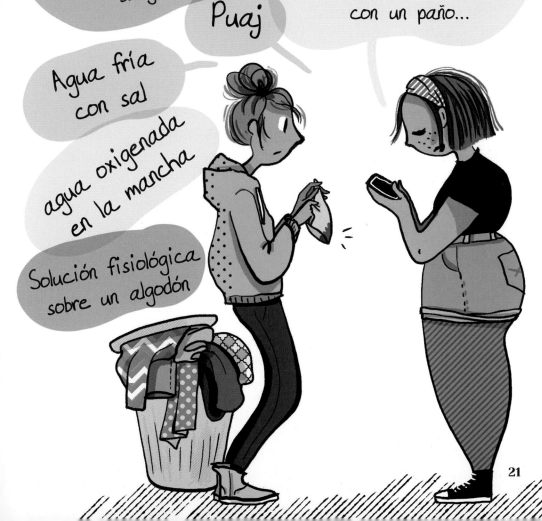

«¿De dónde viene la regla?»

La regla fluye a través de la vagina. ¡Éste es el esquema!

La vagina es sólo un pasaje para la regla. De hecho, el flujo sale del útero. ¡Veamos a continuación lo que ocurre en el interior de tu cuerpo!

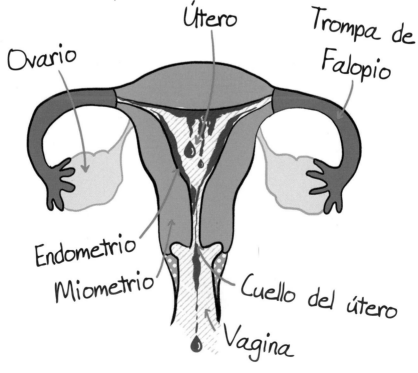

Ovario

Útero

Trompa de Falopio

Endometrio

Miometrio

Cuello del útero

Vagina

Ten en cuenta que ésta es UNA representación de un sexo, pero que el tuyo puede no parecerse en absoluto. Es exactamente como las caras, todos tenemos los mismos elementos (nariz, boca, ojos...) y, sin embargo, cada cara es particular. Con el sexo femenino y el masculino, ocurre exactamente lo mismo: todos son diferentes.

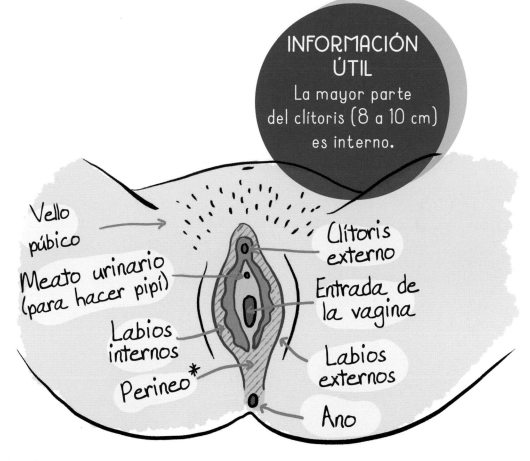

INFORMACIÓN ÚTIL
La mayor parte del clítoris (8 a 10 cm) es interno.

Vello púbico

Meato urinario (para hacer pipí)

Labios internos

Perineo*

Clítoris externo

Entrada de la vagina

Labios externos

Ano

* Definición del perineo: pág. 70.

«¿A qué edad comienza?»

La primera regla suele producirse a los 13 años, pero esto es sólo una media. ¡Puede ser entre los 10 y los 16 años! Si tarda demasiado, consulta a un profesional de la salud. O sea, ya lo has entendido: para la regla no hay reglas, cada cuerpo es único.

Cuando llega la regla, normalmente se suele tener vello púbico y axilar, hace dos o tres años que los pechos han crecido y se tiene una secreción de color blanco desde hace unos meses.

Entre la primera regla y la última... pasarán decenas de años... ¡Cientos de ciclos y, por lo tanto, cientos de días de regla!

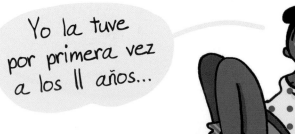

Yo la tuve por primera vez a los 11 años...

«¿A qué **edad termina**?»

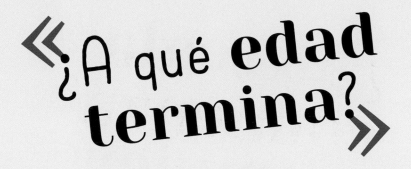

Un día termina. Es lo que se llama la menopausia. De media, a los 51 años. ¡Pero eso no significa que esas mujeres dejen de ser mujeres! La regla también puede detenerse por otros motivos (*véase* pág. 88).

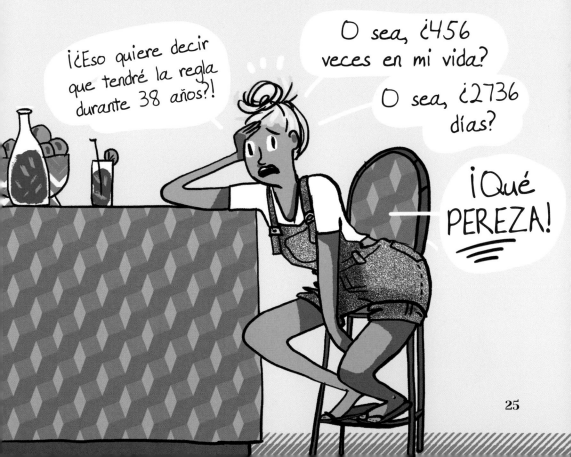

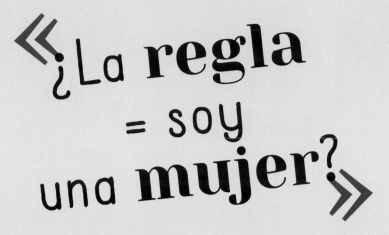

«¿La regla = soy una mujer?»

¡Tal vez te decepcione lo que voy a explicarte, pero espero que no del todo!

Es uno de los signos de la pubertad, el más espectacular, es cierto. El diccionario Larousse define la pubertad como el «período de transición entre la infancia y la adolescencia, caracterizado por el desarrollo de las características sexuales y por una aceleración del crecimiento estacional, y que conduce a la adquisición de las funciones reproductivas». O sea: la regla, el vello púbico, los pechos, el sudor, los posibles granos, el estirón, etc.

Tener la regla significa que, en teoría, nuestro cuerpo es capaz de fabricar un bebé si se desea (¡conclusión ciertamente apresurada…! Pero sigamos adelante…).

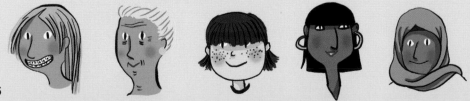

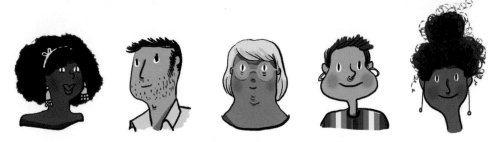

Lo que sí es una gran noticia: ¡Tenemos un cuerpo que funciona bien! Pero ser capaz de tener un hijo no tiene nada que ver con el hecho de ser mujer.

Ejemplos:

Elisabeth, de 72 años, no tiene la regla desde hace unos veinte años. Es una mujer.

Manon, de 9 años, ya tiene la regla. No es una mujer, es una niña.

Chadia, de 28 años, está embarazada de su primer hijo. No tiene la regla. Es una mujer.

Andrea, de 37 años, sufre una patología que hace que nunca haya tenido la regla. Es una mujer.

Caroline, de 26 años, está amamantando a su bebé. Hace tres años que no tiene la regla. Es una mujer.

Melanie, de 24 años, toma un anticonceptivo que detiene la menstruación. Es una mujer.

Marc, de 23 años, tiene la regla. Nació en un cuerpo femenino, pero siempre se ha sentido hombre.

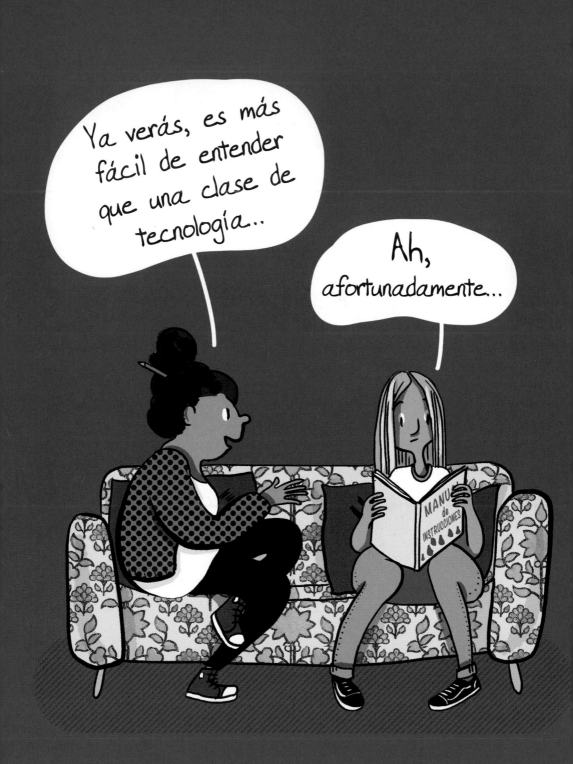

LA **REGLA,**
MANUAL DE
INSTRUCCIONES

«¿Cuánto tiempo dura?»

¡La regla dura entre 3 y 6 días!

Lo que es importante saber es que, según los días:

- **La abundancia puede fluctuar:** El primer y el último día suele ser menos abundante que los demás...

- **El color puede variar:** Sangre roja, rosada, marrón, ¡todos los colores alrededor del rosa, del rojo o del marrón!

- **La consistencia puede ser diferente:** Viscosa, fluida, espesa, etc.

¿Es posible quedarse en la cama 6 días?

¿Se hace así?

- **La sensación** dolorosa, las sensaciones corporales y psíquicas también pueden cambiar de un día a otro.

- **Los días que tenemos la regla** no se parecen unos a otros, ¡y eso es totalmente normal!

Pues bueno. Empezamos. Vamos allá.

INFORMACIÓN ÚTIL

Si tu regla dura más de 6 días, merece la pena consultar a un profesional de la salud.

«¿Cada cuántos días?»

La media es de 28 días, ¡pero en realidad varía de 21 a 35 días!

Para que lo tengas claro: Esta duración se cuenta desde el primer día de la regla hasta el día anterior a la siguiente regla y no desde el día en que termina la regla hasta el día de la regla siguiente.

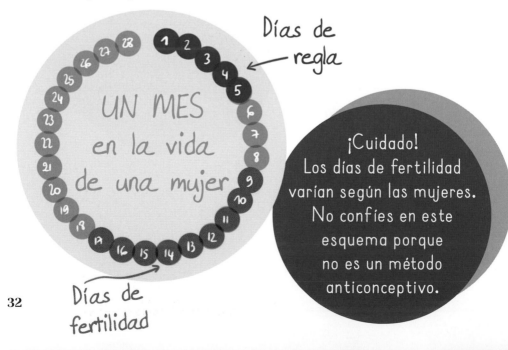

Días de regla

UN MES en la vida de una mujer

Días de fertilidad

¡Cuidado!
Los días de fertilidad varían según las mujeres. No confíes en este esquema porque no es un método anticonceptivo.

¡Quizás seas regular como un reloj! ¡O puede que no! ¡O tal vez funciones como un reloj y luego un acontecimiento (examen, *shock* psicológico, enfermedad, ruptura, etc.) altere tus ciclos!

INFORMACIÓN ÚTIL

Para saber cuándo te vendrá la regla, ¡hay aplicaciones gratuitas para *smartphone* que se descargan con facilidad! ¡Pero una simple agenda de papel también puede servirte!

Los primeros meses de la regla a menudo son irregulares. A veces hay que esperar un año para que los ciclos se regularicen.

Dios mío...

Necesito que me baje puntualmente a los 28 días...

De lo contrario, es una catástrofe: ¡es la semana de vacaciones en la playa!

Oh, sí, definitivamente.

Un fastidio.

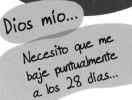

«¿Cuánto sangra?»

¿Tienes la impresión de que pierdes una botella de sangre en cada ciclo? De hecho, ¡sólo se pierde una taza de café expreso (de 35 a 70 ml)! Sí, sí, te lo híper-mega-súper-prometo, ¡palabra de comadrona!

Lo que corresponde a una compresa o un tampón, 6 veces al día como máximo.

Es una buena noticia, ¿no?

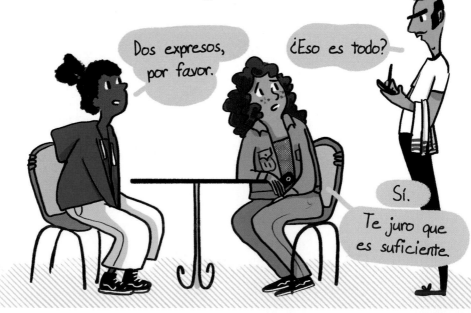

Estás convencida de que estás sangrando mucho más... ¿Cómo saberlo?

Hay dos cosas que te deben poner la mosca detrás de la oreja.

1 Si te ves obligada a duplicar tu protección para evitar las pérdidas (1 tampón + 1 compresa, por ejemplo).

2 Si tienes que cambiar tu protección cada dos horas.

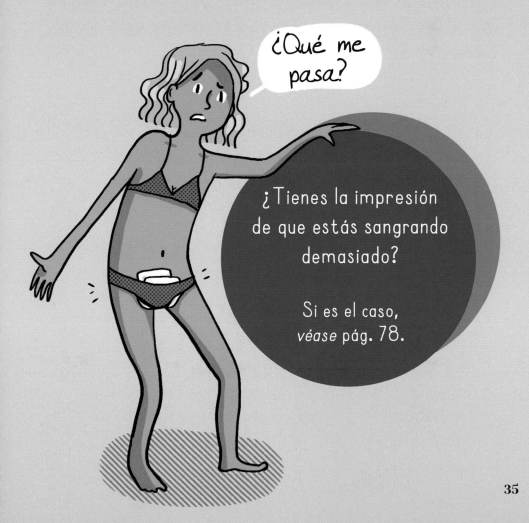

¿Qué me pasa?

¿Tienes la impresión de que estás sangrando demasiado?

Si es el caso, *véase* pág. 78.

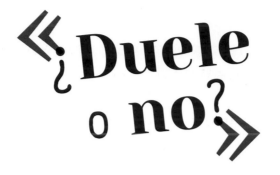

≪¿Duele o no?≫

Para que el flujo menstrual (la regla) fluya fuera del útero, es necesario que el útero, que es un músculo, se contraiga.

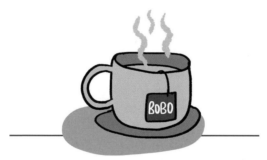

¡Hagamos una comparación con el músculo de la pantorrilla!

- *Puede contraerse sin dolor.*
- *Puede contraerse y doler, pero se pasa rápidamente, como un pequeño calambre, por ejemplo. Es incómodo o doloroso, pero es fugaz.*
- *Puede contraerse y doler durante mucho tiempo, como una contractura. Es doloroso o incluso muy muy doloroso.*
- *Puede contraerse y como tienes un problema de salud relacionado con esa pantorrilla te duele terriblemente.*

El útero y las contracciones menstruales son parecidas.

- Puede que **no te duela en absoluto.** ¡Eso es bueno!
- Puedes tener **un poco de dolor** sin que sea realmente desagradable porque se pasa rápidamente. Es incómodo o doloroso, pero muy brevemente. No sientes la necesidad de tomar medicamentos, puedes vivir normalmente.
- Puedes tener **mucho dolor** sin que esté asociado a un problema de salud. Es doloroso, poco o mucho. Tomas analgésicos y se pasa.
- Puedes tener un gran dolor o incluso **un dolor insoportable** porque está asociado a un problema de salud. En este caso, los analgésicos convencionales no funcionan demasiado bien. *Véase* pág. 74.

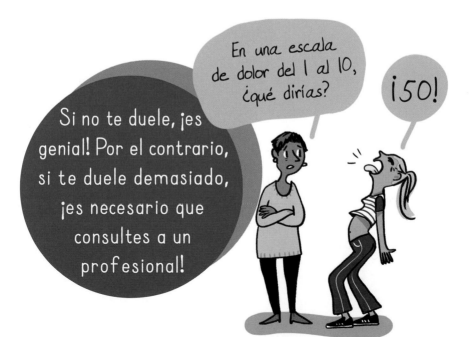

«Cuándo **duele**, qué se hace?»

Intentamos:

- **La bolsa caliente** (con agua para calentar, huesos de cereza o una bolsa de agua caliente eléctrica que se enchufa) o los parches calefactores que pueden resultar muy agradables, ya que puedes adherirlos discretamente a tu ropa interior.

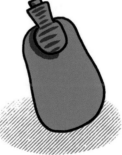

- **¡Somos positivas!** A condición, obviamente, de que el dolor no sea demasiado importante.

- **Somos previsoras** gracias a las aplicaciones de *smartphone* para saber cuándo nos vendrá la regla, para que no nos coja por sorpresa.

- **Intentamos hacer algo de deporte o salir a caminar:** Liberamos endorfinas y obtenemos oxígeno, ¡es genial!

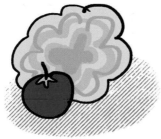

- **Nos alimentamos bien** evitando la comida basura.

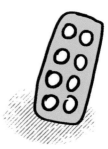

- **Podemos probar algún medicamento** por consejo del farmacéutico o de los padres.

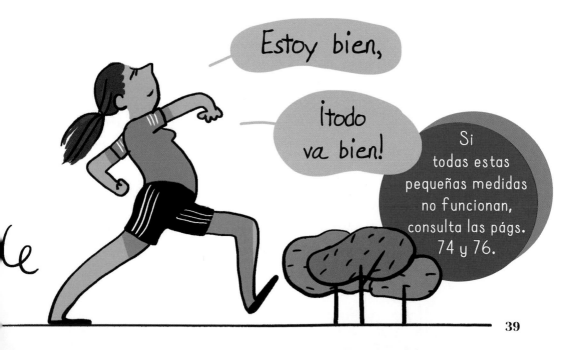

Estoy bien,

¡todo va bien!

Si todas estas pequeñas medidas no funcionan, consulta las págs. 74 y 76.

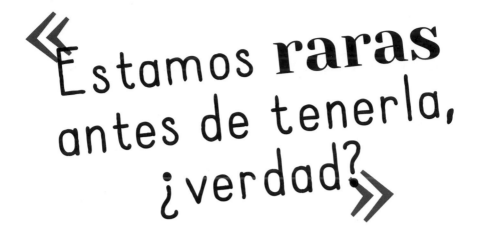

¡Es posible que oigas hablar del término «síndrome premenstrual»!

Algunas mujeres lo sufren y otras no. Es un poco como el tema del dolor y la incomodidad. Algunas tendrán todos los síntomas y otras ninguno. Estos síntomas, más o menos desagradables, se producen en la semana anterior a la regla.

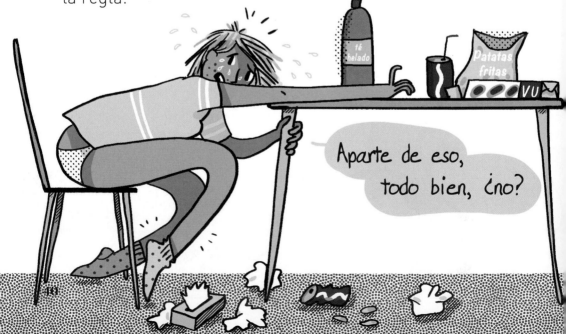

Aparte de eso, todo bien, ¿no?

Éstos son los síntomas más frecuentes:

Tristeza, ansiedad, baja autoestima

Cansancio

Aumento de peso

Sofocos

Granos de acné   **Dolor de estómago**

Trastornos del sueño

Senos tensos o dolorosos

Estreñimiento o diarrea

Dolor de cabeza

Dolor de espalda

Hambre +++

Piernas hinchadas

¿Hay alguna solución? ¡La verdad es que no, prefiero ser honesta! Beber suficiente agua, dormir bien, moverse (caminar y hacer deporte) ¡y cuidar la alimentación! Si los síntomas son realmente difíciles de soportar, consulta a un médico.

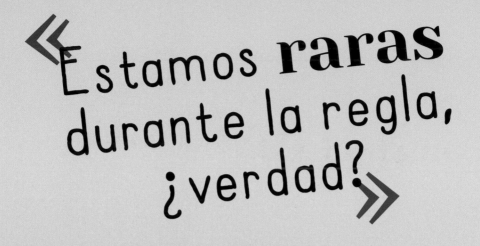

«Estamos **raras** durante la regla, ¿verdad?»

Además del dolor en el bajo vientre que casi todas experimentamos, se añaden otro tipo de *bromitas*:

• Sensación de que tu sexo está hinchado.
• Dolor de espalda (que, en realidad, son las contracciones del útero, pero que percibes por detrás).
• Diarrea.
• Cansancio.
• Flatulencias (¡también conocidas como pedos!).
• Dolor en las piernas.
• Dolor de cabeza.
• Un sentimiento de tristeza o, al contrario, de satisfacción.

¡Pero cada mujer tiene su propia regla! **¡A veces los tenemos todos, a veces ninguno, a veces sólo uno de los síntomas!**

¡De todos modos, hay muchas mujeres a las que les encanta la regla! Porque significa que sus cuerpos están funcionando bien o porque se sienten mejor que antes de tenerla o porque tenían miedo de quedarse embarazadas, etc.

«¿No podemos detenerla?»

«¡Estoy hasta el moñooooo! ¡Dolor, síntomas extraños, sangrado, etc.!».

Si este pensamiento pasa por tu cabeza, es muy importante que te preguntes el porqué. **Piénsalo con detenimiento: ¿es porque te duele? ¿Es porque dificulta tu vida diaria?**
En la práctica, es posible detener la regla gracias a los medicamentos. Pero tenemos que asegurarnos de que sea conveniente. ¿Lo más sencillo? Haz una consulta profesional, *véase* la pág. 92.

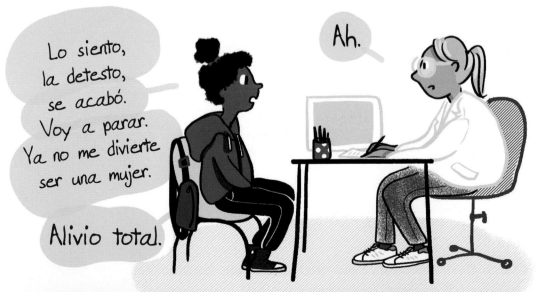

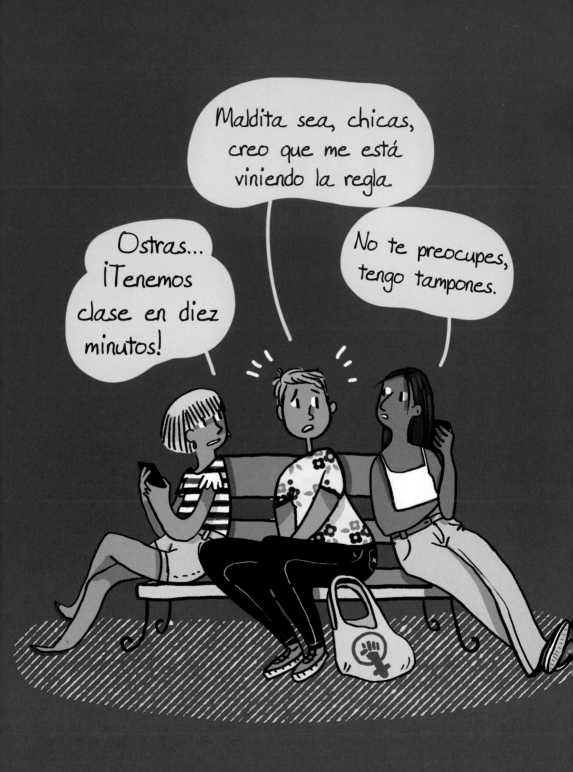

LA **REGLA**
EN LA VIDA COTIDIANA

¿Podemos **vivir** normalmente?

¡En teoría, sí! Pero, obviamente, ¡depende de cada mujer! Quiero decir que el hecho de tener la regla se puede experimentar de maneras muy diferentes:

ROKIA *tiene reglas poco abundantes, no dolorosas, nunca más de 4 días. ¡Rokia lo vive muy bien! Con o sin regla, ella no nota la diferencia.*

JULIE *tiene reglas muy abundantes, no dolorosas, que a veces duran 6 días. Julie las vive muy mal porque es bailarina en una prestigiosa compañía de danza y es muy difícil para ella sentirse completamente protegida de las pérdidas de sangre.*

ALICE *tiene reglas poco abundantes, muy dolorosas, que duran 4 días. A pesar del dolor, que alivia fácilmente con un antiespasmódico y su bolsa de agua caliente, siempre está deseando que le lleguen porque se siente de mucho mejor humor que los días anteriores.*

MÉLANIE *tiene reglas que duran 5 días con un flujo abundante sólo durante uno o dos días. ¡A Melanie le encanta tener la regla! Se siente mejor que antes de tenerla y le gusta saber que su cuerpo funciona bien.*

HABIBA *tiene endometriosis. Sufrió terriblemente antes del diagnóstico, «Es normal sentir dolor durante la regla», le decían. Desde que, finalmente, la han tratado se siente mucho mejor.*

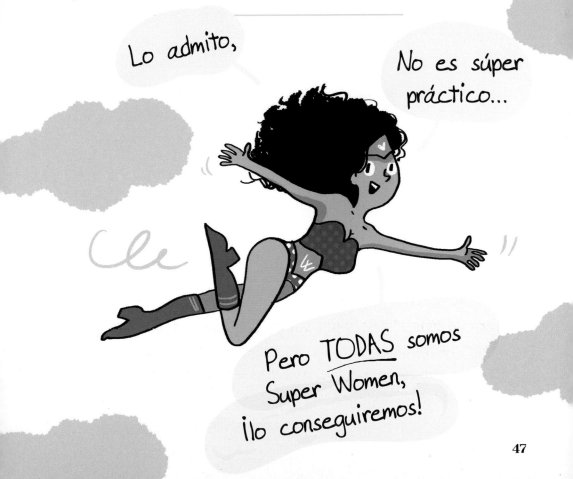

Lo admito,

No es súper práctico...

Pero TODAS somos Super Women, ¡lo conseguiremos!

«¿Podemos hacer deporte?»

¡Por supuesto que sí! Si no estás clavada al suelo por el dolor, ¡incluso es excelente! Se favorece la circulación sanguínea y se segregan endorfinas, lo que sólo puede ser beneficioso cuando tienes la regla.

¿Crees que debería parar de dar la vuelta al mundo porque estoy con la regla?

¿Hablas en serio?

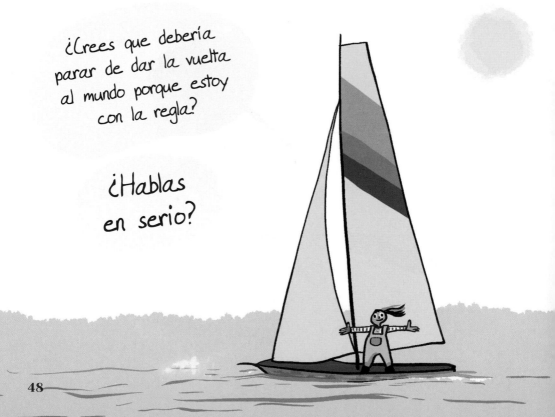

La cuestión de las deportistas profesionales

Algunas deportistas de élite rompieron el tabú hace unos años. ¿Cómo se puede rendir al máximo nivel cuando se tiene la regla? ¿O en la fase premenstrual? No es ni mucho menos obvio para todas.

Algunos deportes a veces requieren el uso de las protecciones internas para evitar pérdidas. *Véanse* las págs. 62 y 64.

«¿Podemos bañarnos?»

¿En casa, en una bañera?

¡Claro que sí! Los mitos que circulan son infundados... El agua del baño no puede entrar en el útero, o el hecho de tomar un baño no favorece una infección. Yo diría «al contrario, báñate», el efecto del agua caliente sobre la relajación muscular (y, por tanto, sobre el útero) es muy conocido. ¡Qué bien sienta! (Lo sé, no es ecológico...)

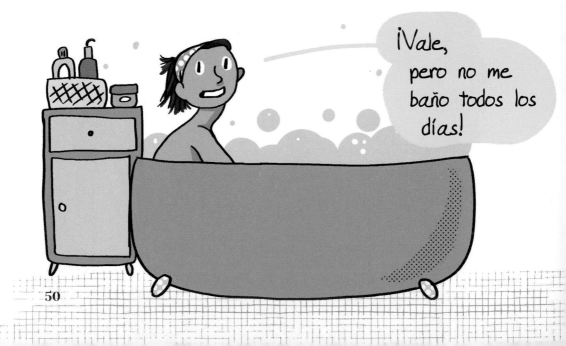

¡Vale, pero no me baño todos los días!

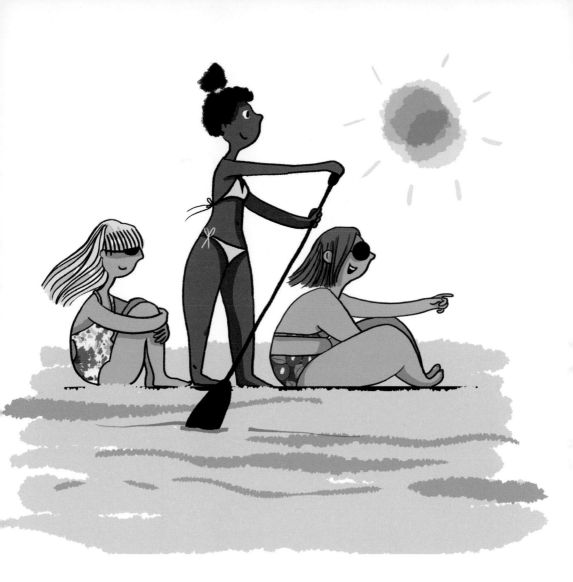

¿En la piscina? ¿En el mar?

También es posible nadar en una piscina ¡o en el mar! Pero para el flujo, es más frecuente recurrir a protecciones internas, como la copa menstrual o el tampón. Una novedad muy práctica: ahora existen **¡trajes de baño menstruales!**

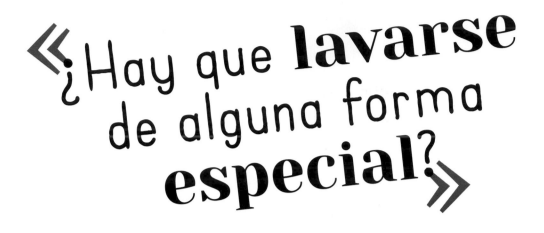

«¿Hay que lavarse de alguna forma especial?»

Se recomienda un aseo íntimo una o dos veces al día. En realidad, ¡es un poco como cada día!

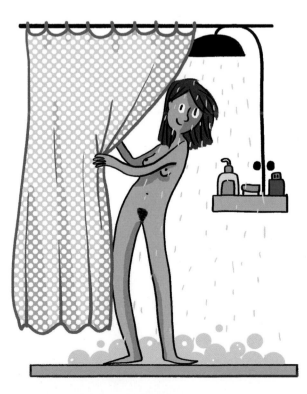

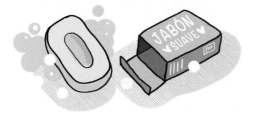

Para la higiene íntima (sexo y ano):

- No utilices manoplas de baño: son nidos de bacterias.
- Usa tu mano.
- Evita los geles de ducha y los productos procesados. Utiliza jabones suaves «adecuados para» (o jabones sin jabón), sin perfume y con un pH adecuado... o simplemente utiliza agua corriente.
- Debes lavarte como te limpiarías normalmente: desde el meato urinario (orificio externo de la uretra) hasta el ano y, sobre todo, no al revés, lo que podría traer de vuelta las bacterias anales y provocar cistitis e infecciones.
- Recuerda aclararte suficientemente.
- Secar sin frotar (cuidado con las irritaciones) con una toalla limpia.

¡Cuidado con las duchas vaginales! (Lavar el interior de la vagina). ¡Evítalas a toda costa! Las duchas vaginales no te vuelven «más limpia», de hecho, hacen exactamente lo contrario. Matan las superbacterias que te protegen contra la invasión de los gérmenes malos. ¡Cuidado también con los desodorantes, los geles con purpurina, la depilación permanente y cualquier otra cosa que pueda dañar tu flora vaginal!

«Y por la **noche,** ¿qué se **hace?**»

La noche es exactamente igual que el día, con una diferencia notable: no se va al baño tan a menudo como durante el día. Por lo tanto, ¡es posible que haya pérdidas que lleguen a las sábanas! ¿Es horrible? ¡No!

No conozco a nadie a quien no le haya pasado. Así que, ¡que no cunda el pánico! Elige el tipo de protección que más te convenga (excepto las protecciones internas como la copa menstrual o los tampones, que pueden llevarse 6 horas como máximo) y duerme tranquila.

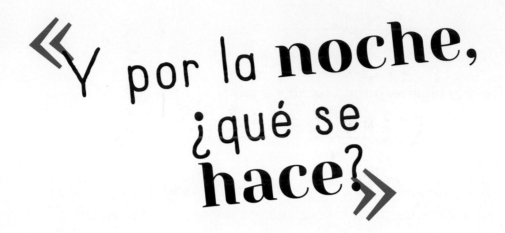

«¿Podemos estar cariñosas con la pareja?»

¡No me corresponde a mí responder a esta pregunta!
El hecho de tener la regla no debería autorizar a los profesionales de la salud a decirte cómo debes vivir.

«Desde el punto de vista médico», no hay contraindicaciones. Por lo tanto, depende de ti. Deberías hablarlo con tu pareja, porque aunque no te moleste a ti, puede molestar a tu pareja.

¿No necesito métodos anticonceptivos durante la regla?
Si no quieres tener un hijo, el sangrado no te protege de un posible embarazo.

Para todas estas cuestiones, que conciernen a las más mayores de entre vosotras, no dudéis en preguntar a vuestro médico, a vuestra comadrona o a un centro de planificación familiar.

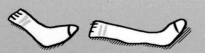

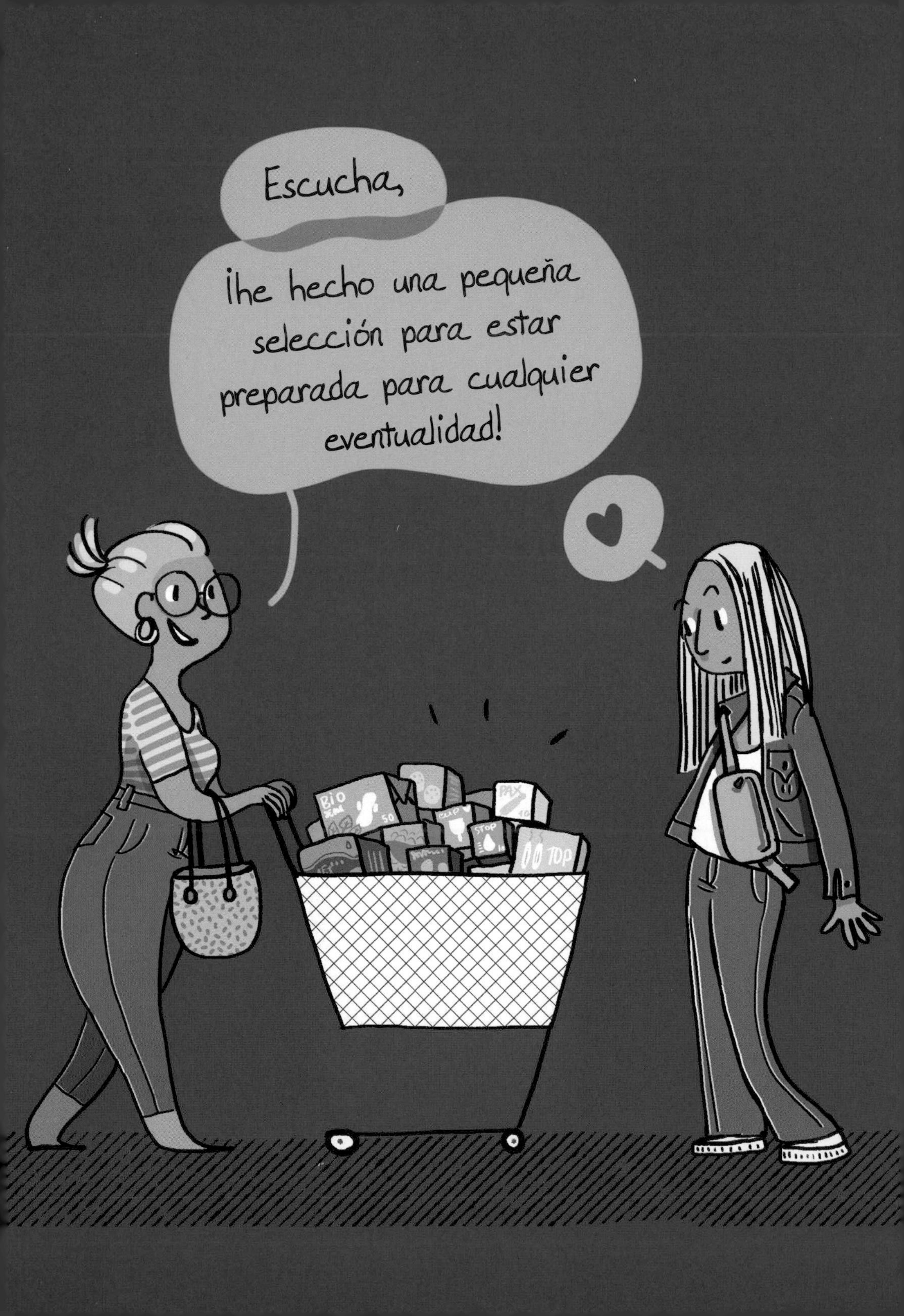
Escucha,
¡he hecho una pequeña selección para estar preparada para cualquier eventualidad!
BIO
50
PAX
CUP
STOP
TOP

LA **REGLA**
Y LAS PROTECCIONES
HIGIÉNICAS

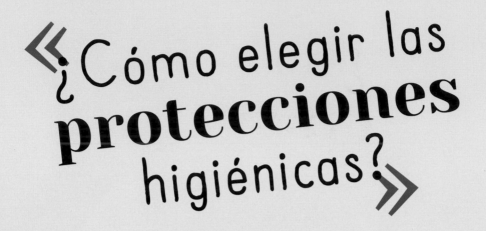

¿Cómo elegir las protecciones higiénicas?

No existe una «buena» elección para todas, existe «tu» elección. Para hacerla, es posible que tengas que probar los distintos tipos de protecciones higiénicas para encontrar la que más te convenga. Lo que prefiera tu amiga o tu madre es cosa suya. Si bien te pueden aconsejar, ¡eres tú quien decide! Y, además, a veces, utilizamos una protección u otra durante el mismo ciclo, dependiendo de las actividades que realizamos, etc.

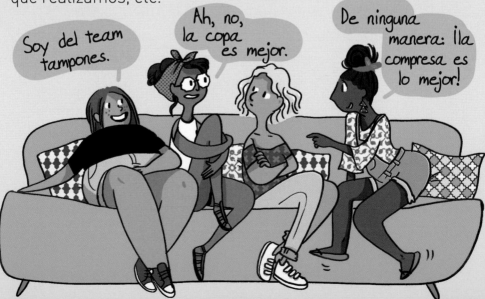

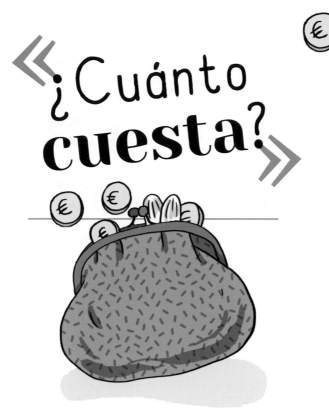

«¿Cuánto cuesta?»

Es caro, ¡muy caro! Aunque no sea un problema para ti, puede serlo para otras, para alrededor de una de cada diez mujeres. La precariedad menstrual es el término utilizado para describir el hecho de no poder comprar protecciones higiénicas.

El 15 de diciembre de 2020, en Francia, un comunicado del Ministerio de Seguridad Social y Asuntos Sociales anunció el desbloqueo de 5 millones de euros para «reforzar la lucha liderada por las asociaciones para el acceso de todas las mujeres a las protecciones higiénicas», en particular entre las jóvenes de secundaria, las estudiantes y las mujeres en situación de precariedad.

Todavía queda mucho por hacer para combatir esta precariedad.

«¿Qué son las compresas higiénicas desechables?»

Son **compresas** que se pegan a las bragas para recoger y absorber el flujo. Como su nombre indica, son desechables.

Existen varios tipos en función de la cantidad de flujo, a menudo anotado con dibujos de gotas, del tamaño (del más pequeño al más grande) y «con o sin alas».

Se cambian regularmente por razones de olor e higiene.

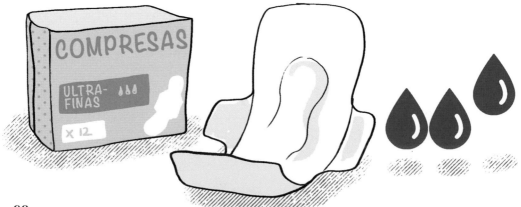

Lo mejor:

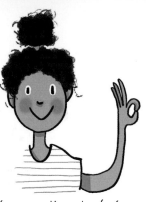

- Son fáciles de encontrar, hay en todas partes.
- Son fáciles de usar :-)
- Es más fácil saber cuánta sangre estás perdiendo (*véase* pág. 78).
- Pueden llevarse por la noche, sin límite de tiempo (que es lo que vuelve peligroso llevar tampones o copa menstrual), aunque sea aconsejable cambiarlas regularmente.
- ¡No es necesario introducir algo en la vagina, y para muchas mujeres y jóvenes esto es importante!

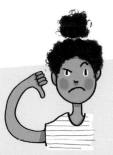

Lo peor:

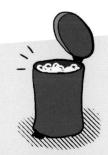

- El olor: Puede que huela un poco fuerte... ¡o no!
- La incomodidad: La sensación de llevar un pañal puede percibirse como desagradable y a veces puede causar irritaciones; en este caso, cámbiatela más a menudo, ya que suele ser la humedad la que las provoca.
- A veces, la composición: Cuidado con los productos azules, hay que elegir la simplicidad (como las marcas blancas, por ejemplo. Y es una suerte porque, a menudo, son las más baratas).
- Es desechable, así que no es muy ecológico, pero bueno...

«¿Qué son los tampones?»

Es una especie de **supositorio gigante de algodón** cuyo objetivo es absorber el flujo que fluye. Actúa como una barrera. Hay varios tipos: con o sin aplicador (de algodón o de plástico) y en un montón de tamaños dependiendo del flujo.

¿Dónde y cómo se pone?

- Con los dedos (limpios +++).
- En la vagina, ¡pero no en la entrada!
- Sin aplicador: con el dedo.
- Con aplicador: sustituye al dedo que introduces en el interior.

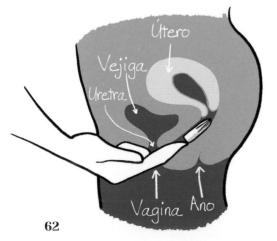

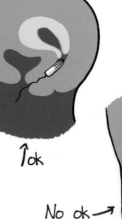

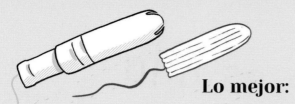

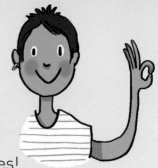

Lo mejor:

- Son fáciles de encontrar, ¡hay en todas partes!
- Son discretos, no se ve el borde como con la compresa.
- Te permite bañarte, hacer deporte, etc.
- No son voluminosos, son muy pequeños y, por lo tanto, relativamente discretos.

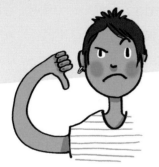

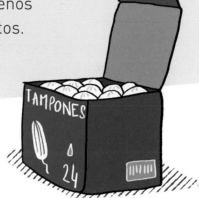

Lo peor:

- Un tampón puede ser peligroso si no se respetan las precauciones de uso (*véase* síndrome de **shock** tóxico pág. 90).
- No puedes usarlo para dormir: porque hemos dicho que NUNCA MÁS DE 6 A 8 HORAS, COMO MÁXIMO MÁXIMO, pero como no te pones el tampón a la vez que apagas la luz y no siempre puedes estar segura de cuánto tiempo vas a estar dormida, ¡te olvidas del tampón por la noche!
- No puedes usarlo si no estás SEGURA de poder ir al baño durante el día (instituto, universidad, trabajos hospitalarios o lo que sea) porque, lo digo una y otra vez…, ¡no más de 6 horas!
- No ecológico: 1 tampón + 1 tampón +…

«¿Qué es una copa menstrual?»

Es una especie de **campana de silicona** que se introduce al revés en la vagina para recoger la sangre.

1 **Doblamos la copa.**

2 **La introducimos en la vagina y la colocamos en su sitio.**

Existen diferentes modelos dependiendo del flujo y de si has tenido o no hijos.

Obviamente, hay que lavarse las manos antes de introducirla, esterilizarla al final de cada ciclo y lavarla con agua y jabón entre dos utilizaciones.

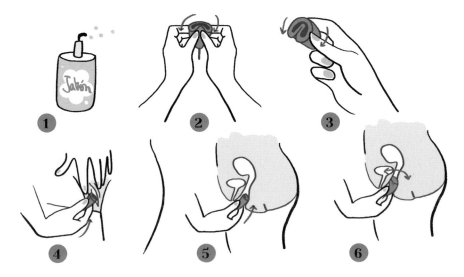

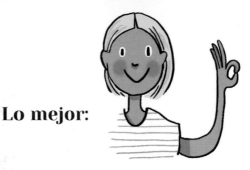

Lo mejor:

- ¡Es ecológica!
- Puedes nadar, hacer deporte, etc., con total discreción.
- No destruye la flora.
- Comodidad: Si está bien colocada, no se nota en absoluto.
- Económica.

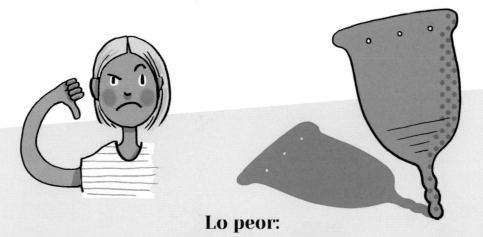

Lo peor:

- Para algunas de nosotras, es difícil acostumbrarse.
- Intravaginal, por lo que no es adecuada para todas.
- No protege contra el síndrome del *shock* tóxico (*véase* pág. 90) y, como el tampón, nunca más de 6 a 8 horas de uso... Así que no la lleves por la noche y no la uses durante el día si no estás segura de poder vaciarla y limpiarla.
- Debes tener acceso a un lavabo interior en el cuarto de baño si no estás sola en casa.

«¿Qué son las bragas menstruales o de la regla?»

Son unas **bragas** que juegan un doble papel: como lencería y, al mismo tiempo, como protección higiénica. Y esto es posible gracias a una zona hiperabsorbente que hay en el centro de las bragas.

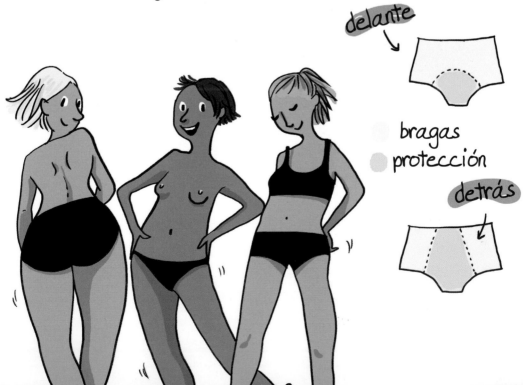

delante

bragas protección

detrás

Lo mejor:

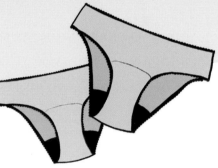

- ¡Cómodas! Es casi desconcertante cuando empiezas a usarlas porque... no tienes que manipular nada ni planificar nada. ¡Sólo tienes que ponerte unas bragas y listo!
- Respetuosas con el medioambiente. Puedes usarlas y reutilizarlas durante años.
- Son bonitas. Hoy en día hay cientos de modelos..., todas las formas son posibles.

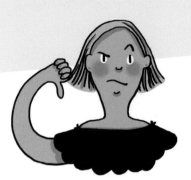

Lo peor:

- No siempre es fácil encontrarlas en las tiendas. ¡Mejor por Internet!
- Son caras.
- A veces no es suficiente protección para algunos flujos. En este caso, necesitas cambiarte durante el día.
- ¡El lavado no es discreto! Es necesario remojar o prelavar (con agua fría y jabón).

«¿Qué son las compresas higiénicas lavables?»

Son **compresas** que se sujetan a las bragas, normalmente con un botón a presión. Como su nombre indica, tienen la particularidad de ser lavables. Diferentes marcas, diferentes tamaños, diferentes materiales...

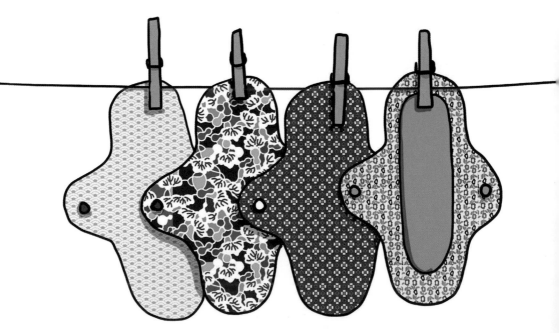

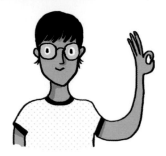

Lo mejor:

- A menudo se toleran mejor que las desechables. Menos irritación, ¡siempre y cuando las elijas bien!
- Menos productos químicos en contacto con nuestras mucosas si das preferencia a tejidos certificados.
- Económicas. Caras al principio..., ¡pero luego no pagas ni un euro!
- ¡Ecológicas! No hay residuos.
- Puedes hacerlas a tu gusto con un tutorial.
- ¡Apoyo a las pequeñas empresas locales!

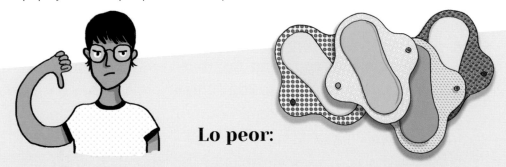

Lo peor:

- ¡El lavado no es discreto! Hay que remojar o prelavar (con agua fría y jabón).
- Requiere organización..., tienes que poder colocar la compresa usada en algún lugar si no estás en casa (lleva una bolsa hermética).
- Todavía no es fácil encontrarlas en las tiendas...
- La inversión inicial es más importante (aunque luego se ahorra dinero).

«¿Qué es el flujo instintivo libre?»

El **flujo instintivo** libre tiene como objetivo retener el flujo menstrual mediante la contracción de los músculos del perineo y liberar el flujo cuando los músculos se relajan al ir al baño. ¿Imposible? ¡No! Algunas mujeres lo hacen muy bien. Sólo se necesita práctica y una mayor conciencia del cuerpo.

¿Qué es el perineo? Son los músculos que contraen la pelvis, es como una hamaca de contención. No hay perineo = todos los órganos del vientre caen al suelo. El perineo es indispensable para la supervivencia y participa en las funciones urinaria, digestiva, sexual y reproductiva.

¡Adiós, chao!

No dudes en profundizar en la cuestión, ¡es fascinante! También puedes formular tus preguntas a un profesional de la salud.

«¿Qué es el free bleeding?»

El ***free bleeding*** (sangrado libre) no es una forma de protección, ya que en este caso dejas que tu flujo fluya sin restricciones. Es un acto de militancia que tiene como objetivo la concienciación. ¡No podemos imaginarnos dejando que la sangre fluya allá por donde vamos!

En 2015, Rizan Gandhi corrió el maratón de Londres sin protección mientras menstruaba.

Para concienciar sobre el acceso a las protecciones higiénicas en los países pobres.

Para concienciar sobre el hecho de que en algunos países las mujeres deben OCULTARSE cuando tienen la regla.

Para denunciar el precio de los impuestos sobre estos productos indispensables.

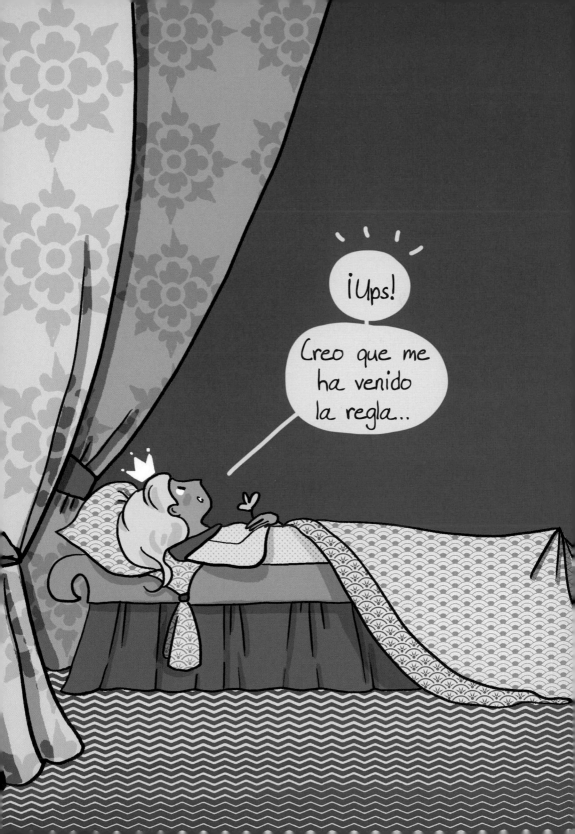

LA **REGLA** Y OTRAS CUESTIONES

«¡Me duele demasiado!»

He aquí el umbral de alerta:
Si tu dolor es resistente a un simple analgésico como el paracetamol o si te impide llevar a cabo tus actividades cotidianas (te impide levantarte, trabajar, ir a clase, hacer deporte, ver a los amigos, etc.), es absolutamente necesario que acudas a una consulta.

El profesional sanitario te hará un chequeo para asegurarse de que no sufres ninguna patología. No te preocupes, el dolor no es necesariamente una señal de un problema de salud. Pero para estar segura, es importante hacerse un chequeo.

¿Qué puede provocar el dolor?

- **Un exceso de prostaglandinas.** En este caso, se recetan medicamentos antiinflamatorios, que normalmente aliviarán el dolor.
- **Endometriosis.**
- **Una infección.**
- **Trastornos hormonales.**
- **Una anomalía congénita.**
- ...

¡No te preocupes, estoy aquí para ayudarte y aliviarte!

Cuidado: Si alguna vez el profesional que has ido a ver no te toma en serio, ¡cámbialo por otro!

«La endometriosis»

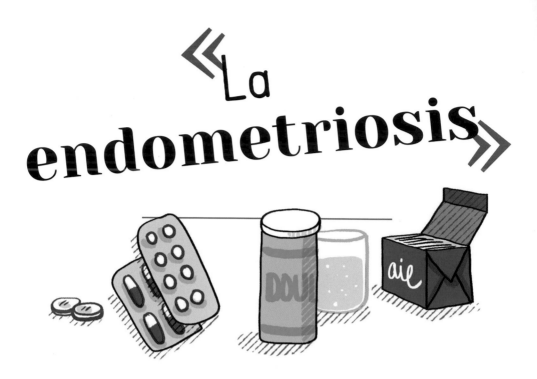

Esta patología afecta a cerca del 10% de las mujeres, ¡y al 40% de las que tienen dolor pélvico durante la regla! ¡Son unas cifras enormes!

Se tarda una media de 7 años en hacer el diagnóstico, por lo que es importante cambiar de médico si cada vez que planteas el problema te dicen: «Es normal tener dolor durante la regla». Estos dolores menstruales incapacitantes pueden asociarse con dolores antes y después de la regla, con trastornos intestinales o de la vejiga y con dolores durante las relaciones sexuales.

No existe un verdadero tratamiento, pero es posible que te receten medicamentos para detener la regla y otros para intentar eliminar el dolor.

Si la padeces o crees que puedes tenerla, consulta a las asociaciones de pacientes, te serán de gran ayuda. En estos *links* puedes encontrar asociaciones cerca de tu residencia: www.endoinfo.org/asociaciones-de-endometriosis/ https://adaec.es/organigrama_adaec/

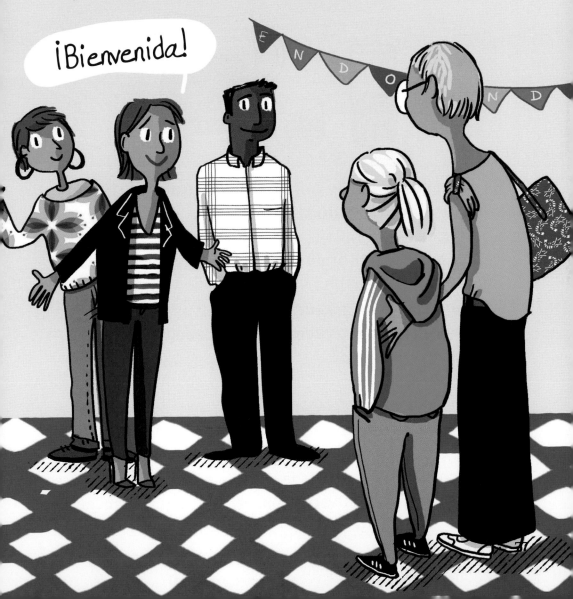

«Sangro demasiado»

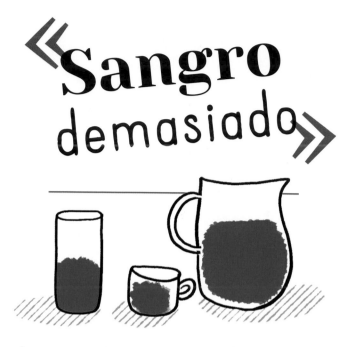

Es preciso que te asegures de que realmente sangras «demasiado».

- ¿Debes cambiar tu protección cada 2 horas o incluso cada hora?
- ¿Sangras durante más de 7 días?
- ¿Te viene la regla con demasiada frecuencia? (Cada 3 semanas, por ejemplo).

En estos tres casos, debes consultar a un médico y hacerte un chequeo para saber por qué estás sangrando (quiste, fibroma, problemas de coagulación u hormonales, etc.) y si tienes suficientes reservas de hierro a pesar de todo.

La mayoría de las veces, por suerte, no se encuentra nada.

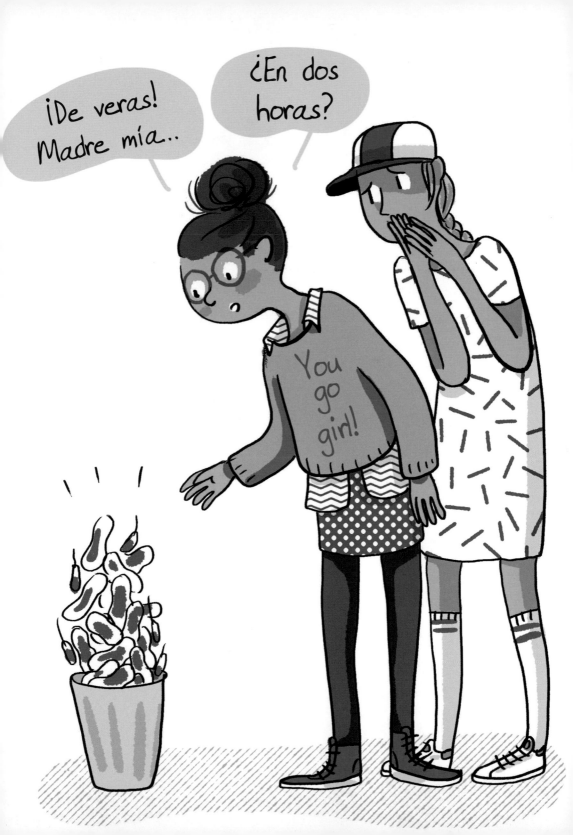

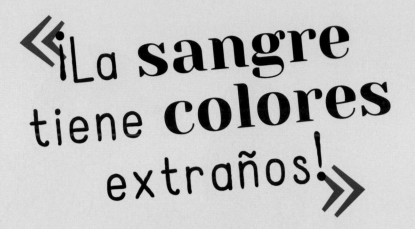

¡La sangre tiene colores extraños!

El color del flujo puede ser:

- **Rosa:** Especialmente al principio de la regla o cuando se mezcla con secreciones cervicales o vaginales.
- **Rojo vivo:** Durante la regla.
- **Burdeos:** Durante la regla.
- **Marrón:** Al principio o final de la regla.
- **Negro:** Al principio o final de la regla.
- **Gris:** Ten cuidado con este color, que suele indicar una infección; consulta a un profesional de la salud. *Don't panic*, ¡se puede tratar muy bien!

Sea cual sea el color, si se asocia a fiebre u olores anormalmente fuertes, ¡debes acudir inmediatamente al médico!

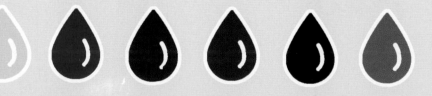

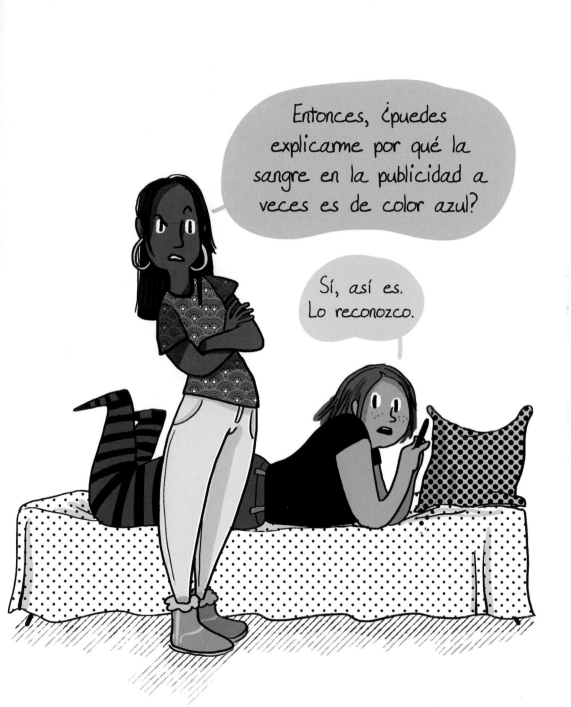

«Hay trocitos en mi sangre»

Lo que llamamos trocitos de carne son trocitos de endometrio.

El endometrio es la capa más superficial del útero. Ésta es la capa que se desprende durante la regla.

Puedes encontrar trocitos en tu compresa, sentirlos caer por el inodoro, verlos en la taza del váter, etc. Al principio resulta un poco extraño, pero te acostumbras :)

Entiéndeme bien: si pierdes trozos enormes, evidentemente debes acudir al médico.

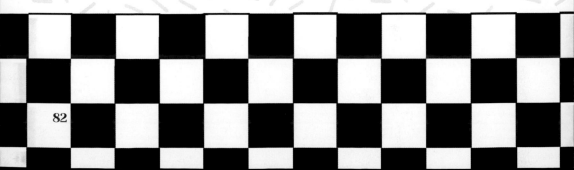

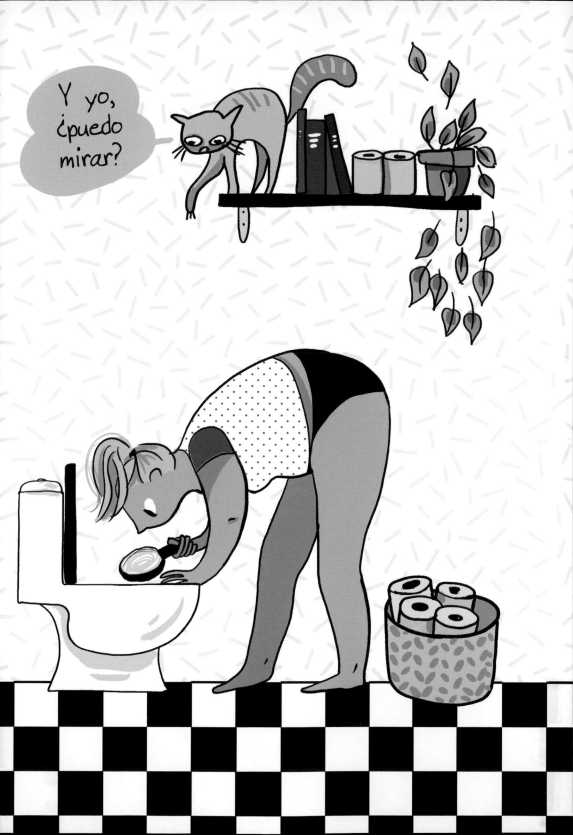

«Tengo un retraso en la **regla**, ¿estoy embarazada?»

Un **retraso de la regla** si tienes relaciones íntimas con tu pareja puede ser, en efecto, una señal de que estás embarazada. En este caso, acude a una farmacia para comprar un test de embarazo (sin receta).

Ten cuidado, sigue las instrucciones de uso y no lo hagas demasiado pronto (idealmente, después de dos días de retraso). Puedes consultar a un profesional sanitario para que te realice un test de embarazo en el laboratorio. Dos días más tarde, si aún no tienes la regla, deberás repetir el test.

INFORMACIÓN ÚTIL

También puedes solicitarlo a la enfermera de la escuela o en planificación familiar. No porque sean caros significa que los test son más eficaces.

No embarazada

Embarazada

También puede producirse un retraso de la regla debido a un cambio en la ovulación que puede deberse a:

- **Pérdida o aumento de peso significativo.**
- **Estrés.**
- **Cansancio intenso.**
- **Un problema de salud.**
- **Etc.**

Si esto te ocurre a menudo, consulta a un profesional.

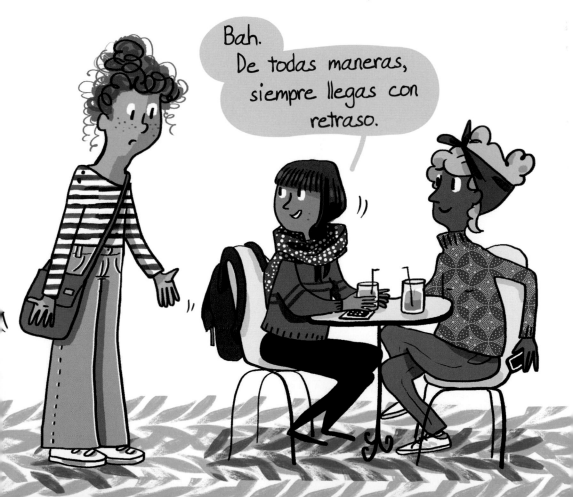

Bah.
De todas maneras, siempre llegas con retraso.

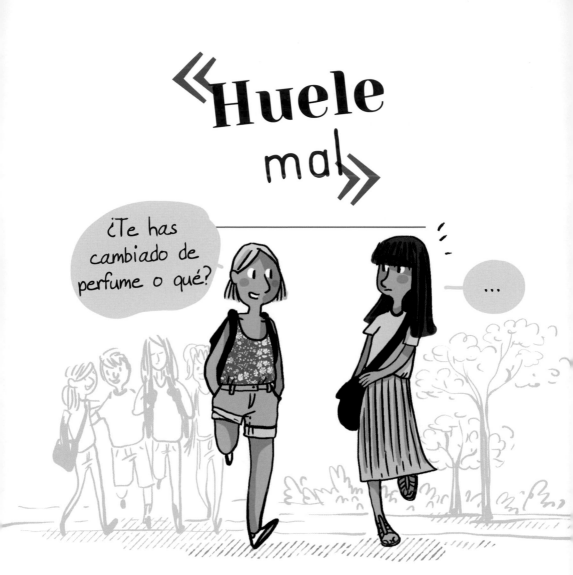

«Huele mal»

¿Te has cambiado de perfume o qué?

...

El problema de «huele mal» es que cada persona tiene su propia apreciación. Por ejemplo, tomemos el olor de un trozo de carne que estamos cocinando. Es un olor fuerte que a algunas personas les encanta y a otras les desagrada. La historia del olor de la regla es un poco el mismo principio. Yo no creo que huela mal.

Sin embargo, hay dos elementos que pueden hacer que la regla huela realmente mal:

1. **La propia protección higiénica:** Es el caso de algunas compresas y tampones, en particular desechables. En este caso, no dudes en cambiar de marca.

2. ¡Y, a veces, cuidado! Un olor muy fuerte, **nauseabundo,** a pescado podrido (o a esta gama de olores), que es inusual, puede ser el síntoma **de una infección,** que debe ser tratada de inmediato. En este caso, hay que ir a la consulta del médico.

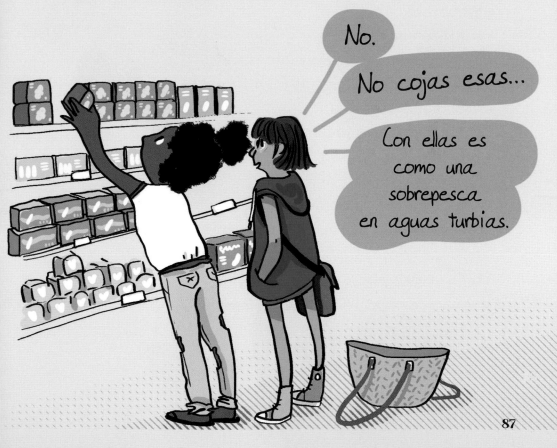

≪¡No tengo la **regla**!≫

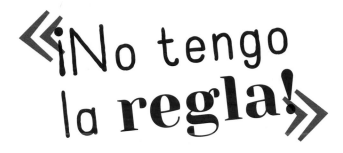

Esto se llama amenorrea. ¿Por qué ocurre esto?

- Embarazo.
- Nutrición insuficiente.
- Actividad deportiva muy intensa.
- Anticonceptivos y ciertos medicamentos.
- Problemas de salud.
- Acontecimientos importantes.
- Problemas ginecológicos.
- Etc.

Si la ausencia de la regla perdura en el tiempo (más de dos meses), es necesario consultar a un médico para determinar su origen.

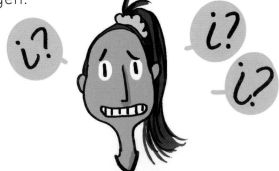

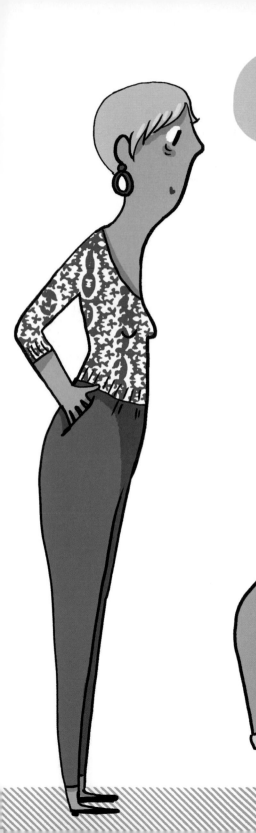

No, pero tú, tienes 55 años... ¡¿pero yo?!

INFORMACIÓN ÚTIL
Si nunca has tenido la regla y tienes más de 17 años, es importante acudir a una revisión para asegurarse de que todo está bien.

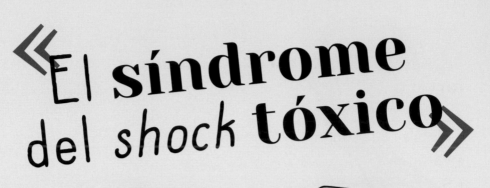

«El síndrome del *shock* tóxico»

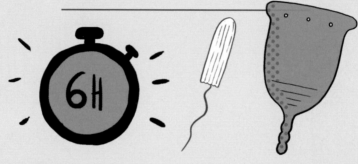

He visto a una mujer amputada en Instagram por culpa de esto...

Por desgracia, no es una broma. Se conoce como el **síndrome del *shock* tóxico** relacionado con la regla. Os tranquilizo de inmediato, afortunadamente es poco frecuente (unas pocas decenas al año). Y además hay una gran noticia: es EVITABLE.

¿Qué es? Es un *shock* tóxico relacionado con una infección.

¿Cómo se puede evitar? Nunca debes llevar un tampón o una copa menstrual durante más de 6 horas seguidas. Esto suele indicarse en las instrucciones de uso.

Si tienes la regla, estos síntomas deberían aler-tarte:

- Fiebre repentina (38,9 °C o más).
- Vómitos.
- Sensación de malestar con cefalea.
- Diarrea.
- Erupción cutánea parecida a una quemadura solar.
- Dolor muscular.

Entonces, tienes que retirar el dispositivo vaginal e ir rápidamente a urgencias llevando el tampón o la copa menstrual que te has quitado.

HOSPITAL

«¿A quién podemos acudir cuando algo no va bien?»

¿...o cuando las cosas van bien pero quieres saber si realmente van bien, o cuando quieres hacer algunas preguntas?

Puedes acudir a los profesionales de tu centro médico. ¡Estarán encantados de verte y ayudarte!

Hay tres posibilidades: una comadrona, un médico de cabecera o un ginecólogo.

¿Dónde puedes encontrarlos?

- En una consulta de la ciudad.
- En un centro juvenil.
- En un hospital o una clínica.
- En un centro de planificación.
- En un centro de salud.
- En los centros de planificación familiar (gratuito).

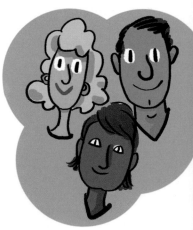

No te avergüences de preguntar por la tarifa al concertar una cita, o llama para informarte, ya que los honorarios pueden ser muy elevados (a menudo mucho más bajos en el caso de las comadronas).

Lo que debes saber antes de ir:

- Lo que se dice es CONFIDENCIAL.
- El profesional sanitario debe preguntarte si estás de acuerdo antes de realizar una acción (debe obtener tu consentimiento).
- Tienes derecho a la información (y, por tanto, a explicaciones comprensibles) y a que te escuchen sin juzgarte (sin reflexiones sobre tu estilo de vida o tu comportamiento).
- No dudes en cambiar de profesional hasta encontrar el adecuado, no te quedes con alguien que te desagrada, que te haga sentir incómoda o que se niegue a escuchar lo que tienes que decir.
- El examen médico no es obligatoriamente necesario.

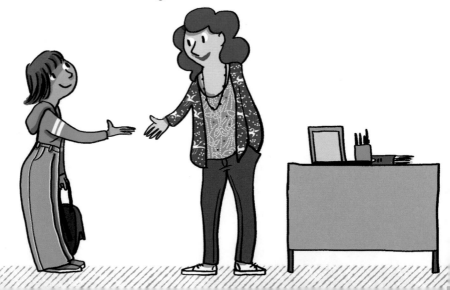